DU TRAITEMENT

DES

MALADIES ARTICULAIRES

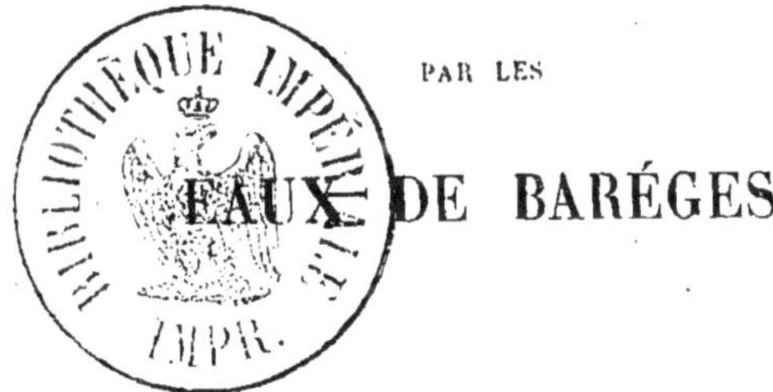

PAR LES

EAUX DE BARÉGES

PAR

M E. LE BRET

Médecin inspecteur des eaux de Baréges
Chevalier de la Légion d'honneur
Lauréat de l'Académie de médecine, secrétaire général de la Société d'hydrologie médicale
Membre correspondant des Sociétés de médecine de Bordeaux,
Lyon, Chambéry, Dresde, etc.

PARIS
GERMER BAILLIÈRE, LIBRAIRE-ÉDITEUR
Rue de l'École-de-Médecine, 17
1870

DU TRAITEMENT

DES MALADIES ARTICULAIRES

PAR LES EAUX DE BARÉGES

par M. LE BRET.

1. Parler de l'application des eaux sulfureuses au traitement des arthropathies ne semblerait pas devoir passer pour une nouveauté. Les tumeurs blanches et les engorgements des articulations ont toujours figuré dans les relevés statistiques des stations thermales appartenant à cette classe ; elles sont signalées à ce même titre dans les divers recueils hydrologiques, généraux ou particuliers. Toutefois les travaux les plus récents de pathologie externe, qui font autorité, passent sous silence cette thérapeutique pour donner la préférence aux irritants, à l'électricité, à la compression, aux antiphlogistiques, à l'immobilisation, selon les différentes périodes de l'affection (1). Il faut remonter au traité de Bonnet (de Lyon), si compétent en pareille matière, pour apprendre que « l'expérience ne laisse aucun » doute sur l'immense supériorité des traitements sulfureux, » tels qu'on les pratique aux eaux minérales, sur tous les » traitements du même genre qu'on emploie à domicile (2). » Encore Bonnet, en s'exprimant de la sorte, avait-il en vue l'établissement d'Aix-en-Savoie, où, c'est lui-même qui le dit, « le mode d'administration des eaux, bien plus que leur

(1) Voy. *Étude sur les tumeurs blanches*, par A. PAQUET, 1867. p. 48.

(2) Bonnet, *Traité thér. des mal. art.*, p. 56.

adultes de trente à cinquante ans, quinze sur trente; quelques-uns appartenaient à l'adolescence. Le très-petit nombre d'enfants (trois sur trente) qui figure dans ce contingent est remarquable. Je n'ai pas besoin d'insister sur les conditions sociales de ces personnes, pourvues en majeure partie des ressources d'une bonne hygiène.

La cause invoquée et vérifiée chez la moitié de nos malades ne variait pas du rhumatisme et de ses atteintes antérieures, l'affection actuelle du genou en représentant la localisation. C'est un motif de nous séparer de l'opinion exclusive de M. Bazin, qui, dans ses leçons théoriques et cliniques sur la scrofule, a caractérisé la tumeur blanche, dite rhumatismale, comme étant « une affection scrofuleuse » éveillée par le rhumatisme (1) ». Les sujets dont nous apprécions ici l'individualité morbide n'offraient pas les caractères assignés à la diathèse scrofuleuse. La période moyenne de la vie, époque de leur affection articulaire, pouvait déjà, jusqu'à un certain point, écarter le soupçon de scrofule, si l'examen des antécédents et de la situation de santé présente n'eût déjà contredit toute étiologie de cette nature. L'influence originelle et persistante du rhumatisme dans la production de beaucoup d'arthropathies, ne nous laisse aucun doute, et les résultats de la clinique de Baréges semblent encore jeter un jour sur cette question que les nosologistes les plus compétents déclarent difficile à résoudre (2).

Cinq cas de scrofule avec tumeur blanche du genou, sans conteste, ont été observés, mais il ne faut pas oublier non plus que deux d'entre eux appartenaient à de jeunes sujets.

(1) Bazin, *Leçons théor. et clin. sur la scrofule*, 26.

(2) Paquet, *loc. cit.*, p. 33.

Le traumatisme compte cinq fois également dans les causes que nous avons à signaler, et sur ce point encore l'affirmation de M. Bazin, qui voit dans la tumeur blanche traumatique « une affection scrofuleuse éveillée par une » cause physique, mécanique, un coup ou une chute », nous paraît beaucoup trop absolue.

La blennorrhagie et les suites de l'état puerpéral ne nous ont fourni que quatre cas.

Si nous envisageons la date des arthropathies que nous avons eu à traiter, elle ne manque pas d'importance. Sur trente-deux cas, quatorze remontaient seulement à une année, huit à deux ans, six entre trois et cinq ans, trois à quatre et cinq mois. Un seul malade était porteur d'une affection franchement chronique, dont l'origine datait de six ans. C'est un fait sur lequel j'appellerai l'attention des praticiens; car il est en opposition flagrante avec certaines préventions qui règnent contre l'application des eaux sulfureuses aux arthrites récentes.

Ce n'est pas ici le lieu de passer en revue les signes des tumeurs blanches, tels que les traités classiques les ont exposés surabondamment. D'ailleurs, une étude de médecine hydrologique gagne, selon moi, à se renfermer dans les limites de ses attributions, à l'effet de retracer en quelques lignes bien précises les données et les résultats d'une pratique spéciale.

De même que l'élément rhumatismal entrait pour a plus grande part dans l'étiologie des arthropathies qui nous ont été confiées à Baréges, il doit être bien compris qu'il s'agissait surtout d'affections des parties molles du genou. Pour beaucoup d'auteurs, c'est à la première période de la tumeur blanche que se rapporteraient nos observations. Toutefois on peut affirmer que si, dans quelques cas exceptionnels, l'affection consistait en troubles fonctionnels de l'articulation, avec simple engorgement des tissus, le plus souvent nous nous trouvions en présence d'une véritable arthrite, caractérisée par du gonflement, de la raideur articulaire, l'impossibilité d'étendre la jointure ou de la fléchir au delà d'un certain degré, le plus ordinairement sans intervention de douleurs ou sans apparence de dégénérescence des os ou des ligaments à l'intérieur de l'article. L'atrophie musculaire, la faiblesse du membre inférieur, ajoutées à la difficulté de la marche, complétaient le tableau. Chez cinq malades, il y avait complication d'hydarthrose, l'épanchement intra-capsulaire étant lié à l'évolution de l'arthrite et persistant parfois comme un symptôme ultime et résistant. Dans trois circonstances, des séquestres cartilagineux, *corps étrangers* pour les anciens chirurgiens, conséquence admise aujourd'hui de l'hypertrophie inflammatoire des cartilages, flottaient au milieu de la cavité de l'articulation. Enfin, nous ne citerons que pour mémoire des observations où des adhérences consécutives à la transformation du tissu fibreux avaient produit une ankylose irréductible.

Le traitement de Baréges se renferme, de toute nécessité, dans les propriétés d'un très-petit nombre de moyens actifs, on ne saurait trop le répéter. Le bain, soit de piscine, soit de baignoire, n'y dépasse jamais une heure de durée. La douche est administrée pendant un quart d'heure ; sa thermalité, la minéralisation de l'eau qu'elle projette et qui suffit pour désoxygéner de trois pour cent l'air du cabinet où on la subit, ainsi que l'analyse de M. le professeur Filhol en témoigne (1), méritent plus de considération, au point de vue des effets curatifs, que sa force de percussion proprement dite. L'eau de la source du *Tambour*, prescrite

(1) *Annales*, tome IX, p. 369.

à la dose de deux à quatre verres par jour, joint les propriétés d'une médication interne effective à celles du bain et de la douche. On caractériserait volontiers le traitement précédent par la *sulfuration*. A l'exclusion des procédés balnéaires qui sont utilisés avec beaucoup d'avantages, nous ne le contestons pas, dans d'autres établissements thermaux, Baréges peut revendiquer le privilége d'une eau éminemment médicamenteuse, fixe dans ses principes minéralisateurs, et dont l'expérience proclame les effets. Quant aux conditions accessoires, telles que l'altitude, l'action d'un air vivifiant ou d'autres influences auxiliaires qui sont justement appréciées en médecine hydrologique, on peut ne pas les regarder comme étant plus propres à cette station qu'à ses émules des Pyrénées, mais elles ne lui en appartiennent pas moins.

Le relevé des observations d'arthrites du genou motivant ces réflexions indique une moyenne de trente bains et de vingt douches pour le traitement. Rarement cette mesure est dépassée. Cependant, eu égard à certaines idiosyncrasies, l'état indolent de l'affection y autorisant, on a pu étendre la durée du traitement jusqu'à soixante bains et quarante douches; mais l'exagération est en dehors de la règle habituelle d'une saine pratique et pourrait donner lieu à des mécomptes, sinon à des dangers, que le *libre usage* des eaux, autorisé par l'article 15 du décret de 1868, ne nous fournit que trop souvent l'occasion de constater à Baréges comme partout. Parfois la nature de la lésion et les indications tirées de l'état général commandent de s'en tenir à l'usage du bain et de la boisson d'eau minérale, sans intervention de la douche. Nous avons recueil bien des preuves de l'efficacité d'un mode thérapeutique en apparence aussi restreint. Dans les deux dixièmes de nos observations sont vérifiés les effets consécutifs de ce traitement, et c'est sous la garantie d'une scrupuleuse attention que nous en exposons les résultats.

De deux choses l'une : ou la tumeur blanche ne dépasse pas la première période, signalée par tous les auteurs et spécialement dans le mémoire de M. Paquet, déjà cité, comme se bornant à des lésions particulières des cartilages, des exsudats muqueux et des troubles fonctionnels; ou bien, des accidents inflammatoires, carie, ostéite, nécrose, ont imprimé à l'arthropathie une évolution dont nous aurons à examiner les indications par la suite; enfin, il arrive que, dernière expression de dégénérescences progressives, l'ankylose de l'articulation, par adhérence cartilagineuse ou plus fréquemment osseuse, exige une action résolutive que les eaux les plus minéralisées et les procédés balnéaires les plus énergiques ne sauraient produire. C'est donc le premier degré de l'arthrite chronique que nous avons la prétention de soumettre à notre cure avec avantage. On sait du reste que la durée de cette période initiale varie de quelques semaines à trois mois, six mois, un an et plus (1). Les malades attirés à Baréges avec l'espoir de se guérir de leur affection du genou rentraient, pour la plupart, dans cette catégorie. Le plus grand nombre avaient épuisé les médications recommandées en pareil cas : sédatifs, révulsifs, irritants, compression, immobilisation, etc. Quelques-uns s'étaient adressés déjà à des eaux d'une autre classe, sans en avoir obtenu de changement notable dans leur situation. Il importe de juger en dernière analyse quel bénéfice ils ont pu, les uns et les autres, retirer de la médication sulfureuse.

Sur quarante et un cas bien déterminés dont nous possédons l'historique complet, on compte vingt-deux améliorations, treize guérisons, quatre insuccès, un cas d'ag-

(1) Paquet, *loc. cit.*, p. 5.

gravation, et enfin une observation de décès causé par l'action excitante du traitement thermal et qui demande une mention à part.

L'amélioration se traduit, en général, par la diminution progressive de l'épanchement, s'il existe, par des phénomènes de résolution manifeste dans l'engorgement des tissus péri-articulaires; après quoi, les saillies osseuses se prononcent de plus en plus, comme à l'état normal, le genou recouvrant la forme qu'il avait perdue; les mouvements d'extension et surtout de flexion, s'opèrent avec une facilité graduelle, et la locomotion redevient praticable d'une manière variable chez les divers sujets, mais avec ce signe incontestable de guérison prochaine que l'exercice en développe chaque jour l'aptitude. Deux reliquats, pour ainsi dire, de l'arthropathie offrent une certaine résistance à la médication: c'est, d'une part, ce craquement sec, bien connu des rhumatisants chroniques, qui est dû à la fois à l'altération des cartilages et à une insuffisance de lubréfaction synoviale; de l'autre, l'atrophie musculaire, soit étendue à tout le membre inférieur correspondant, soit limitée aux muscles jambiers. Heureusement ces conséquences de l'arthrite et de l'impotence prolongée ne s'opposent pas au retour et à l'exercice de la marche. On les voit même rétrocéder avec le temps, à mesure que l'état local s'améliore et que l'économie se répare, pourvu que les lésions interstitielles n'aient pas atteint un degré de transformation définitive.

La guérison s'effectue rarement pendant le cours ou à la fin d'une première cure thermale. Celle-ci ne se subordonne pas à une rigoureuse formule. On a fait justice depuis longtemps, à Baréges comme ailleurs, du préjugé qui assignerait le laps de vingt et un jours exactement comptés à la durée du traitement. C'est une prévention souvent compromettante pour les effets de la médication et qui n'a pas résisté à l'expérience. Déjà même, on ne se heurte que par exception contre elle dans la clientèle des eaux. La majorité de nos arthropathiques ont consacré cinq, six et sept semaines à ce qu'ils appellent leur *saison*, et en acceptant les repos et les atténuations imposés par une prudente direction médicale, il leur a été facile de reconnaître que la thérapeutique thermale n'échappe pas plus aux indications rationnelles que les autres méthodes de l'art de guérir. Fréquemment les effets consécutifs de cette médication en jugent la valeur. Il serait impossible de préciser à quelle date postérieure à l'emploi des eaux de Baréges l'amélioration qu'elles ont provoquée aboutira à une résolution complète de l'affection. Non-seulement les renseignements que nous pouvons enregistrer à cet égard ne comportent pas toute l'exactitude désirable, mais on conçoit qu'ils rentrent dans un ordre de circonstances relatives. Il n'en est pas de même de l'importance de cures poursuivies pendant une ou plusieurs années après celle qui a déjà agi efficacement dans une certaine mesure. Nos observations en font foi. En présence d'altérations aussi graves qu'en produit l'arthrite, à l'encontre d'une perturbation de fonction qui menace le sujet d'infirmité, et à plus forte raison lorsqu'on a à lutter avec un état diathésique originel ou acquis, la nécessité de recourir avec persévérance aux eaux sulfureuses s'impose d'elle-même aux malades comme aux praticiens. Toutes les stations thermales, où la chronicité morbide trouve des conditions de remède appropriées, se composent en quelque sorte un concours d'abonnés pour plusieurs étés successifs, et Baréges, dans l'espèce, réalise aussi cette justification de son utilité.

Des cas se présentent, sans sortir des symptômes de la première période d'arthrite du genou, où l'application des eaux n'est pas tolérée. Et qu'on veuille bien le remarquer, il ne s'agit pas alors de ces contre-indications formelles que signalent des désordres locaux ou des symptômes de cachexie avancée, avec l'obligation expresse d'une entière abstention du bain et surtout de la douche de Baréges. Étant donnée une articulation fémoro-tibiale tuméfiée, mais sans empâtement ni aucun changement de couleur à la peau, aucun phénomène de phlegmasie actuelle, le début de l'affection remontant à un an de date, chez un jeune sujet, délicat, mais dénué de toute atteinte constitutionnelle, j'ai vu quatorze bains, pris à une source tempérée, et cinq douches en arrosoir, déterminer du gonflement, de la douleur dans le genou, avec des symptômes fébriles et autres. On dut renoncer à la continuation du traitement.

Un exemple beaucoup plus malheureux prend place dans cette revue. Il a trait à un adulte de quarante ans, robuste, d'un tempérament lymphatique, mais retrempé dans l'air et les travaux des champs, porteur depuis deux ans d'une véritable tumeur blanche du genou droit. Aucune souffrance, aucun dérangement fonctionnel. L'articulation est ankylosée dans le sens de la flexion; son volume est double de l'état normal, sans fluctuation ni sensibilité à la pression. La peau de cette région a gardé sa coloration naturelle avec de nombreuses traces de cautères. A la partie externe et inférieure de la cuisse, vers l'insertion du triceps, existe une simple plaie de cautère non entretenu. Cet homme, soigné à l'hôpital civil de Baréges, est envoyé à la piscine, où il prend un bain de trois quarts d'heure, et boit l'eau du Tambour. Je suis certain qu'il n'a pas dépassé mes recommandations, lorsqu'à la suite du neuvième bain, il est pris de malaise et de fièvre; la peau du genou devient rouge et tendue. Les moyens employés en pareille circonstance ne parviennent pas à enrayer les progrès d'une vive inflammation qui, quatre jours plus tard, se change en un point de sphacèle, au niveau de la plaie du cautère abandonné. Ultérieurement et rapidement, malgré une médication active, des points gangréneux se manifestent sur la surface de l'articulation, qui bientôt, elle-même, est entièrement sphacélée. Le trouble général, en rapport avec ce développement de gangrène localisée, aboutit à la mort. On doit regretter que l'autopsie n'ait pas éclairé les causes et la marche d'une semblable terminaison. Aucune observation identique n'est venue s'ajouter à celle-là par la suite; mais dans un travail lu à la Société de médecine de Bordeaux en 1865, nous avons eu occasion de démontrer la fâcheuse influence des eaux sulfureuses sur certains ulcères qu'elles couvrent de fausses membranes diphthéritiques ou dont elles développent le phagédénisme. Quand nous aurons à apprécier les effets des eaux de Baréges par rapport à l'ostéite, tous ces faits de sphacèle profond ou superficiel se coordonneront, et peut-être sera-t-il permis de leur assigner une caractéristique. Le but de l'exposé qui précède est de démontrer que la médication sulfureuse, mise en présence d'arthropathies, n'est pas indifférente ou ne saurait être appliquée à tous les cas sans distinction.

Ce qui vient d'être dit à propos de l'arthrite du genou, s'entend, dans les mêmes acceptions, de l'inflammation chronique au même degré des articulations radio-carpienne, huméro-cubitale, tibio-tarsienne. Nous avons même eu à traiter une sorte de tumeur blanche du gros orteil, due au traumatisme, chez un sujet très-lympathique.

Quant à la coxalgie, nos réflexions seront brèves. Les applications de Baréges découlent pour la hanche des mêmes considérations que pour le genou. Toutefois il y a une différence à établir selon les âges des malades. Les chirurgiens reconnaissent chez les enfants une forme de coxalgie dans laquelle le diagnostic n'a d'autre élément qu'une douleur provoquée par des pressions au niveau de l'articulation, se manifestant par l'exagération de certains mouvements et coïncidant avec une attitude vicieuse du membre (1). Dans ces cas bien déterminés, où le lymphatisme et la scrofule interviennent, ainsi que nous avons été à même de le constater assez souvent, le succès couronne le traitement thermal, avec l'adjuvant de l'air des montagnes. Il n'en est pas de même de la coxalgie confirmée, à une époque quelconque de la vie. Abstraction faite de la terminaison de cette cruelle affection par suppuration, par luxation spontanée, voire même par ankylose, il est bien certain que les eaux sulfureuses ne peuvent contribuer à la cure qu'à titre d'auxiliaires. On arrive avec elles à modifier l'arrêt de nutrition qu'entraînent les troubles plus ou moins considérables de la marche; elles parviennent par leur influence résolutive à favoriser la soudure des surfaces osseuses; particulièrement elles servent à combattre le retour de l'inflammation intra-capsulaire, qui est acceptée dans la dénomination d'*arthrite sèche* et que le professeur Gosselin range dans la coxalgie des adultes avec prédominance de diathèse rhumatismale. Mais les succès que nous réclamons en fait de coxalgie se renferment très-strictement dans les limites que nous venons de tracer, et il est certain que les eaux sulfureuses ne répondent pas aux indications plus pressantes en pareille occurrence, telles que l'immobilisation, les révulsifs, etc.

III. — L'arthrite occupe-t-elle plusieurs articulations à la fois que la médication sulfureuse prouve encore son efficacité pour la majorité des cas. A la vérité, les sujets mis en

(1) Labbé, *De la coxalgie*; 1863, p. 74

causé dans cette circonstance participaient à la fois du rhumatisme et de la complexion lymphatique. Une certaine continuité de souffrances ou la répétition des crises de rhumatisme, en dépit des traitements les mieux appropriés, avaient produit chez ces malades un affaiblissement général de la santé. Pour la plupart, de même que dans l'arthrite mono-articulaire, l'affection se localisait aux genoux, avec empâtement des tissus, sous le couvert d'un état chronique, mais aussi avec impossibilité d'exécuter les mouvements propres à la locomotion. Dans d'autres jointures existait de la raideur. Des observations de cette nature prenant plusieurs années de date, à leur début jusqu'à cinq, ont été suivies de guérison, confirmée par des renseignements ultérieurs. Je ne reviens pas sur le mode de cure thermale auxquels ces malades ont été soumis. Ce qui a déjà été énoncé concerne sur tous les points le traitement de l'arthrite poly-articulaire. On comprend, sans qu'il faille y insister, que pour peu que l'affection soit exposée à des recrudescences aiguës, il y a lieu d'interdire l'emploi des eaux de Baréges, même avec les ménagements recommandés en prévision d'une attaque de rhumatisme douloureux. Toutefois, à côté des gens qui payent chèrement leur imprudence ou leur indocilité en pareils cas, on en rencontre par exception qui, au sortir d'une atteinte rhumatismale très-vive, viennent aux eaux sulfureuses et en sortent indemnes de toute récidive. J'ai eu sous les yeux le fait d'un homme de trente ans, d'un tempérament bilieux et nerveux à la fois, qui, depuis deux mois environ, était en proie à des crises de rhumatisme articulaire ; à son arrivée à Baréges, je constate un engorgement œdémateux autour des articulations tibio-tarsiennes, sans douleur notable à la pression, mais avec impossibilité de marcher ; la peau des extrémités inférieures est luisante et parsemée de petites suffusions sanguines, analogues au purpura hémorrhagique. Aucun signe morbide du côté des organes de la circulation. La constitution paraissait très-débilitée. Une vingtaine de bains, quelques très-légères douches ont dissipé tous ces symptômes; aucun accident n'est intervenu à la traverse, et, l'année suivante, la personne dont il est question offrait tous les attributs de la plus vaillante santé, à un prurigo près. Je me borne à cette citation, qui ne peut faire autorité qu'autant que d'autres exemples viendraient l'appuyer. J'en dirai autant d'une forme de maladie articulaire qui n'est ni la goutte ni le rhumatisme, aigu ou chronique, et qu'on décrit sous le nom de *rhumatisme noueux*. Quand les nodosités ne représentent pas encore une altération profonde des parties affectées et qu'on a affaire à des sujets encore jeunes, de constitution résistante, nul doute que notre pratique ne nous encourage à enrayer par les eaux de Baréges un mal réputé incurable, ou peu s'en faut. A côté d'insuccès fréquents, il faut l'avouer, les améliorations dont j'ai été témoin me porteraient à prendre des réserves sur ce point, quitte à réunir par la suite de plus amples éléments de comparaison.

IV. — Il resterait, pour rendre complète cette étude du traitement de l'arthrite chronique par les eaux de Baréges, à envisager l'intervention de notre médication, lorsque l'inflammation a envahi la jointure. Les auteurs modernes regardent les altérations dont l'articulation devient alors le siége comme dépendant d'une seconde période de la tumeur blanche. Pour nous, c'est véritablement une localisation scrofuleuse, selon l'expression du professeur Lebert (1), avec toutes les conséquences de la synovite et de l'ostéite.

(1) Lebert, *Traité prat. des mal. scroful.*; 1869, p. 385.

Chez les malades qui se sont offerts à notre observation, il eût été difficile de discerner si l'arthrite avait pris son origine dans la membrane synoviale ou dans les extrémités osseuses, soit à la hanche, soit au genou, les articulations les plus souvent affectées et en plus grand nombre soumises au traitement thermal. Mais pour la plupart des cas, il s'agissait d'une phlegmasie du tissu osseux, entraînant avec elle l'hypérémie inflammatoire, l'engorgement, la suppuration traduite par des abcès ou des fistules, l'ulcération, la présence de sequestres, etc., en un mot tout ce qui compose la forme grave de la scrofule simultanée des os et des articulations. Dans un travail ultérieur, je me propose de développer l'application des eaux de Baréges à la cure de la carie et de la nécrose. L'ostéite articulaire y prendra nécessairement une place importante. Aussi me bornerai-je ici à faire observer que l'arthrite chronique, marquée au sceau d'une tendance pyogénique prononcée, appartient sans conteste à la diathèse scrofuleuse, et que, si précédemment nous traitions de l'emploi des eaux sulfureuses dans les cas de tumeur blanche d'originé rhumatismale, c'était par-dessus tout aux conséquences de la synovite que nous nous adressions. Du moment où la symptomatologie de l'arthrite s'étend à des phénomènes d'irritation qui participent de la lésion progressive des tissus et de l'état constitutionnel du sujet, nous rentrons dans un autre ordre de considérations qui trouveront place ailleurs. Néanmoins, ce que M. Lebert avait déjà constaté, en prescrivant l'utilité des bains sulfureux dans les cas d'arthrite chronique (1), se vérifie également à Baréges. A l'aide d'une surveillance attentive, il devient aisé de prévenir les accidents que détermineraient l'usage des eaux, par rapport

(1) Lebert, *loc. cit.*, p. 418.

à une vive sensibilité des parties affectées, à la possibilité d'un retour subaigu, et aux indications tirées de la cachexie individuelle. Nous ne relevons qu'un cas d'aggravation dans une série de notes assez étendues, et il me sera facile de démontrer plus tard que les eaux sulfureuses exercent une action puissante sur les diverses périodes de l'ostéite scrofuleuse.

V. — Quelques propositions résumeront les données d'une étude que je me suis efforcé de rendre aussi pratique que possible.

1° L'efficacité des eaux sulfureuses, en général, de celles de Baréges en particulier, dans l'arthrite chronique, est démontrée ;

2° L'emploi de ces eaux est spécialement indiqué lorsque le rhumatisme, le tempérament lymphatique et la diathèse scrofuleuse concourent, d'une manière exclusive ou simultanée, à l'évolution de la tumeur blanche, et lorsque l'affection articulaire n'est pas arrivée au degré d'une altération trop profonde des parties molles ou osseuses ;

3° Les eaux de Baréges, réunissant les attributions d'une minéralisation et d'une thermalité effectives, sont prescrites surtout en bains, auxquels l'usage interne s'associe. La douche, à la vérité invariable quant à sa pression et à la température dans cet établissement, ne doit être administrée qu'avec prudence ; ses effets topiques, eu égard à la forte révulsion qu'ils provoquent, dépasseraient parfois le but, pourraient réveiller des douleurs aiguës et donner lieu à de nouveaux symptômes inflammatoires, soit dans la membrane synoviale, soit dans le tissu osseux des extrémités articulaires ;

4° Une double propriété caractérise les résultats obtenus

dans le traitement de l'arthrite chronique par ces eaux, à savoir : d'une part, action locale, résolutive, favorisant la résorption des dépôts plastiques qui engorgent les tissus et s'opposent au jeu de l'articulation; de l'autre, restauration des forces générales, à laquelle contribue l'altitude de cette station de montagne.

Paris. — Imprimerie de E. MARTINET, rue Mignon, 2.

www.ingramcontent.com/pod-product-compliance
Ingram Content Group UK Ltd.
Pitfield, Milton Keynes, MK11 3LW, UK
UKHW020456220726
13923UKWH00006B/2590